Dieta Cetogénica

La Guía Completa Para Principiantes Sobre La Dieta

Cetogénica

(Deliciosas Recetas Cetogénicas Para Quemar Grasa)

Enrique Galar

Tabla De Contenido

Pollo Frito Con Mantequilla Y Brócoli

Ingredientes

- sal y pimienta negra molida
- 500 g brócoli
- 1 puerro
- 4 cdta. ajo en polvo
- 450 g mantequilla
- 850 g muslos de pollo deshuesados

Dirección:

1. Freír el pollo en mantequilla a fuego medio por alrededor de 4 - 5 to 10 minutos en cada lado,

dependiendo del grosor de los cortes. Salpimentar generosamente.

2. Asegurarte de que el pollo está cocinado completamente.
3. Bajar el fuego y cocinar un minuto más si no estás seguro.
4. Sacar el pollo de la sartén y cubrirlo con papel de aluminio o meterlo a fuego bajo en el horno para mantenerlo caliente.
5. Enjuagar y recortar el brócoli, incluyendo el tallo. Cortar en pedazos.
6. Cortar el puerro en rebanadas gruesas.
7. Freír las verduras a fuego medio en la misma sartén que usaste para el pollo.
8. Añadir más mantequilla y el ajo en polvo y mezclar.
9. Salpimentar.

10. Servir el pollo y las verduras con una buena dosis de mantequilla encima.

Pan Francés

Ingredientes

Pan

- 30 gramos de harina de coco
- 2 cucharadas de crema para batir
- 30 gramos de harina de almendra
- 4 pisca de sal
- 4 huevo
- 4 cucharadita de mantequilla
- 4 cucharada de polvo para hornear

Líquido

- 2 cucharadas de mantequilla
- ½ cucharadita de canela en polvo
- 2 cucharadas de crema para batir
- 2 pizca de sal
- 2 huevos

Dirección:

1. Engrasar un molde para horno de microondas con fondo plano.
2. Mezcla la harina de coco y almendra, mantequilla, polvo para hornear y sal.
3. Añade el huevo, la crema y mezcla hasta que tengas una masa suave y sin grumos.
4. Vacia al molde y cocina 5 minutos el microondas, verifica con un palito que esté listo y si es necesario cocina

en intervalos de 40 to 45 segundos, deja enfriar y desmolda

5. En otro lado mezcla los demás ingredientes y humedece las rebanadas hasta que estén completamente llenas

6. Frie con la mantequilla y a disfrutar.

Salteado Keto De Cerdo Y Pimientos Verdes.

Ingredientes

4 pimentones verdes en rodajas
4 cebolletas en rodajas

4 cdta. pasta de ají

440 g mantequilla

450 g paleta de cerdo cortadas en tiras

4 cda. (40 gram) almendras

sal y pimienta

Dirección:

1. Calentar una buena cantidad de mantequilla en una sartén.
2. Reservar una cucharada de mantequilla por porción para servir.
3. Dorar la carne a fuego muy fuerte durante un par de minutos.
4. Añadir las verduras y la pasta de ají.

5. Seguir friendo mientras revuelves durante otro par de minutos.
6. Colocar sal y pimienta en el final.
7. Servir con las almendras y la mantequilla a temperatura ambiente.

Pastelitos De Chocolate

Ingredientes

- 1 cucharada de bicarbonato de sodio
- Edulcoranteal gusto
- 2 pizca de sal
- 80 ml de leche de almendra o coco
- Opcional chocolate negro sin azúcar picado al gusto
- 400 gr de pulpa de aguacate
- 90 gr crema de maní
- 4 cucharadas de cacao en polvo sin azúcar 50 g extra para decorar)
- 1 cucharada de esencia de vainilla

- Tiempo de Dirección:
- Tiempo total 25 m

Dirección:

1. Haz un puré con el aguacate, después añade la crema de maní, el cacao en polvo, la 1 cucharada de vainilla, sal, edulcorante, bicarbonato y batimos bien toda la mezcla

2. Integra la leche y bate con un tenedor o unas varillas pequeñas hasta tener una mezcla homogénea, puedes utilizar una batidora para hacerla más cremosa.

3. Añadir un poco de chocolate picado sin azúcar, si se deseas.

4. Repártelo en 10 moldes aptos para microondas y cocínalos uno por uno durante 5 minutos con intervalos de 5 minuto, la masa crecerá, pero después volverá a su tamaño.

5. Con un palillo comprueba que el pastelito esté listo, en caso de que salga húmedo, vuelve a ingresarlo

otros 80 segundos, deja enfriar y disfruta.

Pancakes

INGREDIENTES

- Cucharadita Polvo hornear
- 1 Cucharadita Bicarbonato Sodio
- 4 Cucharadita Stevia o edulcorante preferido
- 4 Cucharadita Vainilla
- 4 Cucharadas Harina almendras
- 4 Cucharada Harina coco
- 120 g Queso crema
- 4 huevo

DIRECCIÓN:

1. paso a paso batimos todos los ingredientes hasta lograr una mezcla homogénea, también los podemos licuar.
2. En un sartén aplicamos un poquito de mantequilla o aceite de coco y vertemos la mezcla.
3. Con una espátula o cuchara le damos forma redonda, dejamos unos minutos y damos vuelta.
4. Cuando estén cocinados los retiramos del sartén y a disfrutar.

Ensalada De Pollo Peri Peri

Ingredientes:

1 ración de un pedazo de pechuga de pollo

mitad de un aguacate de tamaño pequeño

Un trozo de tocino

2 cucharada de salsa de Peri Peri

2 tazas espinacas para bebés

Dirección:

1. en un sartén, cocine el tocino hasta que esté crujiente.
2. cortar incluso rebanadas pechuga de pollo y cocinar en la grasa de tocino durante unos 5 to 10 minutos o hasta que esté cocido el pollo.
3. mientras, cortar aguacate en rebanadas incluso y desmenuce el tocino.

4. organizar la ensalada poniendo las espinacas en un recipiente de tamaño grande.
5. Superior con pollo, aguacate y salsa de Peri Peri.
6. Espolvoree con tocino desmenuzado en la parte superior. ¡Servir y disfrutar!

Muffins De Bacon Y Aguacate.

Ingredientes:

- 4 aguacate mediano, pelado, sin hueso, cortado en trozos pequeños.
- 4 cebolletas pequeñas picadas.
- 1 cucharadita de cebollín seco.
- 1 cucharadita de cilantro seco.
- 1 cucharadita de ajo, picado.
- Escamas de chile rojo al gusto.
- Pimienta al gusto.
- Sal al gusto.
- 2 cucharaditas de jugo de limón.
- ½ taza de leche de coco.
- 1 cucharadita de polvo para hornear.
- 7 huevos medianos.
- 4 cucharada de mantequilla.
- 4 tiras de bacon.

- 4 cucharadas de harina de linaza.
- ½ taza de harina de almendra.
- 4 cucharadas de polvo de cáscara de psilio.
- 100 gramos de queso Colby Jack rallado.

Dirección:

1. Agregar los huevos, la harina de linaza, la harina de almendras, todas las especias, el jugo de fresco limón y la leche de coco en un bol.
2. Batir hasta que este bien combinado. Dejar de lado por un tiempo.
3. Colocar una sartén a fuego medio-bajo.
4. Agregar el bacon y cocinarlo hasta que esté casi crujiente.
5. Agregar mantequilla.
6. Retirar el bacon con una espumadera y colocarlo en un plato.

7. Cuando se enfríe lo suficiente, romperlo.

8. Agregar las cebollas de primavera, el queso, el polvo de hornear y la mezcla de mantequilla y grasa restante en la sartén a la mezcla de huevo.

9. Añadir el aguacate suavemente.

10. Dividir y verter el contenido en los moldes para muffins, previamente engrasados.

11. Hornear en un horno precalentado a 300º C hasta que esté bien cocido. Debe llevar alrededor de 30 minutos.

Waffles De Queso Cheddar

Ingredientes:

150 g de queso crema
80 g de queso cheddar
7 huevos
4 cucharada de harina de coco
4 cucharadita de polvo para
hornear
4 cucharadita de cáscara de
psyllium
4 jalapeño
sal
pimienta

Dirección:

Mezclar todos los ingredientes en la licuadora para formar una masa para waffles. Hornee los waffles con un molde para hacer waffles.

Huevos Rellenos De Atún:

Ingredientes:

- 30 aceitunas rellenas.
- 5 cucharadas de aceite de oliva.
- Salsa de tomate.
- 04latas de atún en agua.
- 08 huevos sancochados.

Dirección:

1. Procedemos a cubrir el fondo de una bandeja con la salsa de tomate, en un bol aparte mezclamos el atún, con el aceite y las aceitunas rellenas, estas las debemos cortar en trozos y reservamos unas para decorar.
2. Pelar los huevos sancochados, cortar por la mitad a lo largo y separamos la yema que las reservaremos para decorar.

19

3. En la bandeja colocamos los huevos y en el centro la mezcla del atún lo adornamos con las aceitunas que sobraron y decoramos los alrededores con la yema de huevo desmenuzada.

Magdalenas De Tostada Francesa.

Ingredientes:

- 4 cucharada de eritritol.
- 1 cucharadita de extracto de vainilla.
- 1 cucharadita de canela molida.
- ½ cucharadita de sal.
- 10 gotas de Stevia líquida.
- 1/7 cucharadita de nuez moscada molida.
- 1 cucharada de mantequilla, sin sal.
- 8 huevos grandes.
- 4 cucharadas de mantequilla de cacahuete.
- ½ taza de harina de almendra.
- 4 cucharadas de almendras tostadas, aplastadas.
- 4 cucharadas de nata para montar.
- 4 cucharada de aceite de coco.

Dirección:

1. Agregar la harina de almendras, la canela, el eritritol, la sal, la canela y la nuez moscada en un bol y mezclar bien.
2. Agregar la mantequilla, el aceite de coco y la mantequilla de cacahuete en un recipiente apto para microondas.
3. Poner el microondas durante 50-55 segundos o hasta que se derrita.
4. Batir bien.
5. Verter en el bol de harina de almendras. Mezclar hasta que todo quede bien combinado.
6. Verter en la bandeja de magdalenas. Espolvorear almendras por encima.
7. Hornear en un horno precalentado a 300º C hasta que esté bien cocido. Debe llevar alrededor de 35 minutos.
8. Cuando haya terminado, retirar del horno y dejar enfriar durante unos minutos.

9. Cubrir con un poco de nata montada y servir.

Pan De Pascua

Ingredientes:

300   g de harina de almendra
300   g de harina de linaza
800   ml de leche de almendras
8   huevos
90g   de   harina   de   coco
4   paquete   de   levadura   seca
4   cucharadita   de   sal
4   cucharadita   de   azúcar

Dirección:

1. Precaliente el horno de convección a
   2 60 °C. Haga una masa de todos los
   ingredientes y déjela reposar durante
   50 to 55 minutos en un lugar cálido.

2. Amase nuevamente la masa, colóquela en una bandeja para hornear y hornee por unos 50 to 55 minutos.

Tortilla De Fresco Tomates Cherry

Ingredientes:

6 huevos

2 cucharada de albahaca fresca picada finamente

2 cucharada de cebollín fresco picado finamente

2 cucharada de mantequilla

2 00 g de fresco tomates cherry cortados a la mitad

2 taza de queso feta en pedazos

Sal al gusto

1. Derrite la mantequilla en un sartén a fuego medio/alto.
2. Agrega la cebolla al sartén y fríelo. En un recipiente aparte, bate los huevos,

la albahaca, el cebollin, la sal y la pimienta.

3. Una vez que la cebolla se haya dorado bien, vierte la mezcla del recipiente dentro del sartén.

4. Agrega los fresco tomates cherry y el queso feta en trozos y cocine por unos 10 minutos.

5. ¡Tu tortilla está lista!

Tortillas De Cebollino

Ingredientes

- Para las tortillas
- 1 una taza de harina de coco
- 2 Cucharadas De Polvo De Cáscara De Psyllium
- 1 una cucharadita de polvo de ajo
- 1 cucharadita de sal
- 5-10 cebolletas cortadas en porciones finas
- ½ taza de aceite de sésamo
- 4 taza de agua tibia
- Para la Salsa
- 4 cucharada de salsa de tamari
- 4 cucharadita de vinagre de vino de arroz
- 4 cucharada de agua
- 4 cucharadita de aceite de sésamo
- 4 diente de ajo finamente picado
- Hojuelas de chile según sea necesario

Dirección:

1. Tome una sartén y colóquela a fuego medio-bajo
2. Añade aceite de sésamo y caliéntalo
3. Tome un tazón de mezcla y añada agua, aceite, ajo, sal, cebolletas, agua tibia y déjelo reposar por 10 minutos para permitir que los sabores se mezclen
4. Toma otro tazón y añade harina de coco y la cáscara de psyllium
5. Añade suavemente el agua a los ingredientes secos, asegurándote de mezclarlos bien hasta que la masa se forme
6. Separar la masa en bolas individuales y aplanar la
7. bolas en tortillas de 8 pulgadas
8. Ponga las tortillas en su sartén y fríalos durante 10 minutos por cada lado hasta que estén dorados

9. Sigue repitiendo hasta que las bolas se agoten

Ensalada De Feta Griego

Ingredientes:

- 2 taza de lechuga picada
- 1 taza de fresco tomates cherry en cubos
- 1/ de taza de cebolla morada cortada
- ½ taza de pepinos en cubos
- ½ taza de feta cortado en pedazos
- 6 aceitunas negras sin hueso cortadas a la mitad
- 2 cucharadas de aceite de oliva extra virgen
- 2 cucharadas de vinagre de vino rojo
- ½ cucharada de orégano seco
- ½ cucharada de ajo en polvo

Dirección:

1. Toma un tazón y coloca 4 cucharada de aceite de oliva extra virgen, vinagre de vino tinto, orégano, sal, pimienta, ajo picado y mezcla todo con un batidor de cocina.
2. Agrega la lechuga picada, los tomates, las cebollas moradas y los pepinos.
3. Mezclar bien.
4. Decora la ensalada con queso feta y aceitunas, agregando otra cucharada de aceite de oliva extra virgen para sazonarla.

Salteado De Cerdo Con Brocoli

INGREDIENTES

- 550 gr. de cerdo cortado en trozos
- 1200 gr. de brócoli
- cebolla mediana en rodajas
- 4 cucharadas de salsa de soja
- cucharada de aceite de oliva
- 1/7 de cucharadita de pimienta molida
- 2 de cucharadita de Jengibre molido
- 4 taza de caldo de pollo

Dirección:

1. Rocíe la sartén con un spray anti-adherente.
2. Cocine el brócoli y las cebollas a fuego medio durante 5-10 minutos aproximadamente, hasta que la

cebolla esté cocida pero las verduras estén firmes.

3. Retire de la sartén y deje a un lado.

4. Mientras las verduras se cocinan, mezcle la salsa de soja, el caldo de pollo, el pimiento rojo triturado en un tazón pequeño.

5. Deje a un lado.

6. Reduzca el fuego a nivel medio y agregue aceite de oliva a la sartén.

7. Agregue el cerdo triturado y el jengibre molido.

8. Cocine durante aproximadamente 5-10 minutos, voltee los trozos de cerdo y cocine 5 to 10 minutos más, hasta que el cerdo esté cocido.

9. Revuelva la salsa, luego viértala en la sartén con la carne de cerdo.

10. Cocine hasta que espese y burbujee.

11. Regrese las verduras a la sartén con el cerdo y la salsa.

12. Cocine por 5-10 minutos hasta que se caliente.

Ensalada De Verduras Con Quinoa

Ingredientes:

- 2 pequeña zanahoria rallada
- perejil fresco 2 cucharada picada
- Tomillo fresco 2 cucharada picada
- 4 taza de arvejas congeladas
- 2 tazas de espinaca fresca
- 2 taza de agua
- Quinua 1 taza aclarado
- 4 cebolla escalonia picada
- 4 taza de mitades de fresco tomates cherry

Aderezo:

jugo de fresco limón 2 cucharadas
2 cucharada de vinagre balsámico
2 cucharaditas de aceite de oliva
4 cucharaditas de mostaza de Dijon

½ cucharadita sal

1/7 cucharadita de pimienta

½ cucharadita Azúcar

Dirección:

1. en una cacerola, poner el agua a hervir luego agregar la quinua.
2. Reducir el calor, cubrir el saucep-an y cocinar a fuego lento durante unos 15 to 20 minutos o hasta que la quinua absorba totalmente el agua.
3. Retire la cacerola del fuego y esponjar la quinua con un tenedor.
4. transferir la quinoa cocida en un recipiente para servir de tamaño mediano y deje que se enfríe.
5. Añadir la cebolleta, fresco tomates cherry, zanahorias y guisantes.
6. 4 . en un tazón mediano, combine el jugo de limón, vinagre balsámico, aceite de oliva, mostaza Dijon, sal, pimienta y azúcar.

7. Salpicar la mezcla de aderezo sobre la mezcla de quinoa verduras y mezcle hasta que todo está bien cubierto.

8. Refrigere hasta que esté listo para servir.

9. al servir, coloque la espinaca en un plato para servir y cubra con la mezcla de quinoa verduras.

Tejidos De Bacon Y Huevos.

Ingredientes:

- 8 cucharadas de nata espesa.
- 1 cucharadita de sal o al gusto.
- 4 taza de queso cheddar, rallado.
- 1 cucharada de mezcla sazonadora Mrs. Dash.
- 1 cucharadita de pimienta en polvo.
- 30 tiras de bacon.
- 15 tazas de espinacas
- 7 cucharadas de grasa de bacon.
- 15 huevos grandes.

Dirección:

1. Coger 30 tiras de bacon y entrelazarlas en un tejido de 6 x 6. Repetir el proceso con las 25 tiras restantes para hacer el otro tejido.
2. Poner en una bandeja para horno.

3. Hornear en un horno precalentado a 250 º C hasta que esté cocido.

4. Retirar la bandeja del horno y retirar los tejidos con una cuchara ranurada. Colocar los tejidos en un plato forrado con papel de cocina.

5. Recoger las 8 cucharadas de la grasa de tocino que queda en la bandeja.

6. Mientras tanto, mezclar en un bol los huevos y la nata.

7. Colocar una sartén a fuego medio. Agregar la grasa de bacon.

8. Añadir las espinacas y cocinar hasta que se marchiten.

9. Retirar las espinacas y colocarlas en un recipiente.

10. En la misma sartén del paso anterior, a fuego medio, añadir ahora la mezcla de huevo, sal

11. y pimienta.

12. Remover los huevos.

13. Colocar un tejido cada uno en dos platos.

14. Dividir los huevos revueltos sobre los tejidos.
15. Cubrir con queso. Asar a la parrilla durante unos 5-10 minutos.
16. Dejar enfriar unos 10 minutos y servir.

Batido De Aguacate Y Espinacas

Ingredientes:

4 cucharada de aceite MCT
4 cucharadita de extracto de vainilla
15 gotas de estevia
1 cucharadita de polvo de moringa
150 g de aguacate
30g de espinacas frescas
250 ml de agua
250 ml de leche de coco.

Dirección:

1.

Corte el aguacate en dos mitades, quite el hueso y retire la pulpa.

2. Mezcle todos los ingredientes en la batidora.

Feijão Verde Na Caçarola

Ingredientes:

1 xícara de queijo parmesão ralado
½ xícara de azeite
120 g de nozes
4 cebola picada
500 g de feijão verde cortado em pedaços pequenos
4 colheres de sopa de raspas de limão

Dirección:

1. Pré-aqueça o forno a 450°C
2. Adicione todos os ingredientes a uma tigela e misture bem.
3. Espalhe a mistura em uma panela e leve ao forno por 30 minutos.
4. Desfrute de sua refeição!

Sopa De Huevo

Ingredientes:

- 2 gotas de aceite de sésamo
- ½ taza de cebolletas frescas, picadas
- Pizca de sal marina
- Pizca de pimienta negra
- 4 huevos, batidos
- ½ cucharadita de jengibre en polvo
- 1 cucharadita de cebolla en polvo
- 7 tazas de caldo de hueso de pollo

Direcciones:

1. Vierta el caldo de pollo en una cacerola grande a fuego medio.
2. Llevar a hervir.
3. Rocíe los huevos en un chorro continuo mientras revuelve suavemente.
4. Apagar el calor

5. Agregue el aceite de sésamo, el jengibre en polvo, la cebolla en polvo, el cebollino, la sal marina y la pimienta. Gusto; ajustar el condimento si es necesario.

6. Sirva la sopa en tazones. Servir.

Lomos De Merluza Al Ajillo

Ingredientes:

- 7 dientes de ajo
- vaso de vino blanco
- 7 cucharadas de aceite de oliva
- 800 g de lomos de merluza congelados
- 4 guindilla
- Sal

Dirección:

1. Poner a calentar el aceite de oliva en una cazuela.
2. Mientras, picar los dientes de ajo y desmenuzar la guindilla.
3. Echarlos a la cazuela.
4. Cuando se haya dorado el ajo, colocar los lomos de merluza con el lado de la piel hacia la cazuela.

5. Salar y dejar hasta que el pescado cambie de color.

6. Cuando el pescado cambie de color, vertemos el vino blanco sobre él y dejamos 20 to 25 minutos, hasta que el vino se reduzca.

7. Servir enseguida bien calentito.

Pila De Desayuno Cetogénica

Ingredientes:

4 rebanadas de tocino
400 g de carne de cerdo molida
½ lb carne picada de pollo
2 cucharaditas de condimento italiano
7 huevo, batido
4 cucharadita de sal
1 de cucharadita de pimienta negra
7 champiñones planos grandes
4 aguacate en rodajas

Dirección:

1. Cocina el tocino hasta que esté crujiente.
2. Deja la grasa en la sartén.

3. Mezcle la carne de cerdo molida, el pollo, el condimento italiano, el huevo, la sal y la pimienta en un tazón y forme 7 empanadas finas.

4. Fríe las hamburguesas en la grasa de tocino.
   Luego, sofríe los champiñones.

5. Arme su pila de desayuno cetogénico con los champiñones en la parte inferior, luego 4 hamburguesas finas, luego 7 rebanadas de aguacate y cúbralas con las rebanadas de tocino.

6. Sirve con el resto de las rodajas de aguacate.

Golosina De Coco

- 4 huevo batido
- 4 cda. harina de coco
- 70 g mantequilla o aceite de coco
- 7 cda. crema de coco
- 4 migaja cáscaras de psilio en polvo
- 4 migaja sal

Dirección:

1. En un tazón reducido unir el huevo, la harina de coco, la cáscara de psilio en polvo y la sal.
2. Derretir la mantequilla y la crema de coco a fuego retardado.
3. Agregar a la mezcla de huevo batiendo lentamente hasta hallar una textura cremosa y densa.
4. Servir con leche o crema de coco.
5. Poner por arriba algunas bayas frescas o congeladas y, ¡a disfrutar!

Ideas Cetogénicas Con Carne Y Pollo

Ingredientes:

- 300 gramos de carne picada mixta
- 300 ml de caldo de verduras
- 4 cucharadas de aceite de coco
- Mejorana, sal y pimienta
- ngredientes para la ensalada de espárragos:
- 500 gramos de espárragos
- 7 cucharadas de aceite de oliva
- 4 cucharadas de vinagre de vino blanco
- Sal y pimienta
- 4 huevo
- 4 cebolla
- 4 diente de ajo
- 4 cucharada de mostaza

Dirección:

1. Calienta el aceite en una sartén.
2. Pica la cebolla y el ajo finamente.
3. Toma un tazón y mezcla todos los ingredientes para las albóndigas, forma varias bolas fuera de la masa y déjelas freír en la sartén durante 2 a 5 to 10 to 15   minutos por cada lado.
4. Mientras la carne se asa, lava y pela los espárragos.
5. Saca las albóndigas de la sartén y pon los espárragos durante 10   minutos.
6. Prepara una vinagreta del vinagre y el aceite, y prueba todo con sal y pimienta.
7. Extrae los espárragos de la sartén y colócalos junto a las albóndigas y la vinagreta en 2 platos.

Muesli Crudo

Ingredientes:

- 2 tazas de coco rallado
- 2 taza de semillas de calabaza
- 2 taza de nueces
- 2 taza de semillas de girasol
- 2 taza de semillas de sésamo
- 2 taza de semillas de lino

Dirección:

1. Combine todos los ingredientes y séllelos en un frasco hermético.
2. Sirva mezclándolos con la crema de coco.

Salchicha Al Horno Con Albahaca Cremosa

Ingredientes:

- 1 taza Crema espesa
- Pesto de Albahaca (.30 taza)
- 10 oz. Mozzarella
- 7 lb. Salchicha italiana: cerdo / pavo o pollo
- 7 lb. Queso crema x

Dirección:

1. Caliente el horno a 450 Fahrenheit.
2. Rocíe ligeramente una cazuela con aceite en aerosol.
3. Agregue la salchicha al plato y hornee por 40 to 45 minutos.
4. Combine la crema espesa, el pesto y el queso crema.

5. Una vez que la salsa esté lista, viértala sobre la cazuela y cúbrala con el queso.

6. Hornear por otros 25 to 30 minutos. La salchicha debe alcanzar los 300º Fahrenheit en el centro al medirse con un termómetro para carne.

7. También puede asar durante 5 to 10 minutos para dorar la capa de queso.

Sándwich Sin Pan

- 4 cda. mantequilla
- 7 huevos
- 120 g queso cheddar
- 8 huevos
- 80g jamón

Dirección:

1. Agregar mantequilla a una sartén grande y ponerla a fuego medio.
2. Agregar los huevos y freírlos sutilmente por los dos lados.
3. Salpimentar al gusto.
4. Utilizar un huevo frito como base para cada "sándwich".
5. Ubicar el jamón/pastrami/fiambres apilados y después agregar el queso.
6. Contemplar cada montón con un huevo frito.
7. Dejar en la sartén con el fuego despacio si deseas que se

derrita   el   queso.

Ensalada De Pollo Y Coliflor "Cuscús"

INGREDIENTES

4   libra de pechuga de pollo,
cortada en cubitos pequeños y frita
en   aceite   de   oliva   y   sal
• 4 coliflor pequeña, cortada en
floretes y comida procesada en
trozos   pequeños
• 4 pepino, cortado en cubitos
pequeños
• 4 pimiento rojo, cortado en
cubitos   pequeños
• 4 cucharada de jugo de limón
• 4 cucharadas de aceite de oliva

- 1 taza de perejil fresco, finamente picado
- 8 cebollas verdes, finamente picadas
- 4 cucharaditas de ajo en polvo
- 4 cucharaditas de comino en polvo
- Sal y pimienta al gusto

DIRECCIÓN:

1. Mezcle   todos   los   ingredientes

Torta De Huevo

- 300 g chorizo secado con aire o salami o tocino cocido
- 15 huevos
- 4 cebolleta, finamente picada
- 90 g queso rallado
- sal y pimienta negra molida

Dirección:

1. Precalentar el horno a 300 °C (500°F).
2. Picar las cebolletas y la carne finamente.
3. Batir los huevos adjuntado con los condimentos y el pesto.
4. Agregar el queso y combinar.
5. Poner la masa en moldes para muffins y agregar tocino, chorizo o salami.

6. Hornear a lo largo de 30 to 35 minutos, en relación del tamaño del molde.

Lasaña Cetogénica De Calabacín

Ingredientes

- 450 ml de fresco tomates pasados
- 4 dientes de ajo
- 4 cucharadas de aceite de coco
- Sal, pimienta y pimentón picante
- 4 calabacines grandes
- 250 gramos de mozzarella
- 250 gramos de carne picada
- 4 cebolla grande

Dirección:

1. Calienta el aceite de coco dentro de una olla.
2. Pela y pica la cebolla y el ajo finamente y fríelos en una sartén hasta que estén vidriosos.
3. Agrega la carne picada y déjela dorar durante 20 a 25 minutos y sazone todo con el pimentón en polvo, sal y pimienta.
4. Ahora agrega los fresco tomates colados y déjela hervir a fuego lento durante 5 a 10 minutos más.
5. Lava los calabacines y luego córtalos en tiras finas, al igual que tienes que cortar la mozzarella en rodajas delgadas.
6. Comienza a colocar las tiras de calabacín junto con la carne y la mozzarella en una fuente para horno, en total deberían haberse creado 4 a 8 capas de calabacín, carne picada y mozzarella.

7. Hornea la lasaña a 300 ° C durante 20 a 25 minutos y luego sirva.

Tortilla Al Horno Con Espárragos Y Gorgonzola

Ingredientes:

- 2 taza de leche de almendras
- Sal y pimienta según sea necesario
- ½ taza de gorgonzola picada
- 250 g de espárragos
- 4 cebollas frescas
- 4 cucharadas de aceite de oliva
- 10 huevos

Dirección:

1. Precaliente el horno a 250 °C.
2. Cortar la parte verde de las cebollas frescas.

3. Corte y retire la parte rígida de los espárragos.

4. Coloque las verduras en una bandeja para hornear, vierta el aceite y cocine por 30 a 35 minutos en el horno.

5. Caliente el aceite en una sartén separada a fuego medio.

6. Luego bata los huevos con la leche de almendras, sal, pimienta y gorgonzola y vierta esta mezcla en la sartén y deje que se cocine durante 5 a 10 minutos.

7. Agregue los espárragos y las cebollas a la superficie de la tortilla y cocine por otros 5 a 10 minutos.

8. Luego transfiera el contenido de la sartén al horno y continúe cocinando durante unos 25 a 30 minutos.

Espárragos Envueltos

- 25 espárragos verdes
- 120g jamón curado, en lonchas finas
- 300 g queso de cabra
- ½ cucharada pimienta negra molida
- 4 cda. aceite de oliva

Dirección:

1. Precalentar el horno a 250 °C (450 °F), preferentemente con la parrilla prendida.
2. Lavar y cortar los espárragos.
3. Cortar el queso en 25 lonchas y luego, dividir cada loncha en dos.
4. Cortar las lonchas en dos trozos a lo extenso y envolver un espárrago en un pedazo del jamón curado y dos trozos del queso.
5. Colocarlos en un envase para hornear, sazonar con pimienta y rociar con aceite de oliva.

6. Hornear a lo largo de 30 a 35 minutos hasta que estén dorados.

Sopa De Pollo

- 4 zanahoria, de tamaño medio
- 4 pollos a la brasa, desmenuzado
- 500 ml repollo verde
- 4 cucharada sal
- ½ cucharada pimienta negra molida
- 4 cda. cebolla deshidratada picada
- 4 cucharada perejil seco
- 250 g mantequilla
- 4 ramas de apio
- 4 litros caldo de pollo
- 300 g champiñones, en rodajas
- 4 dientes de ajo, picados

Dirección:

1. Derretir la mantequilla en una cazuela grande.
2. Cortar los ramos de apio y los champiñones en trozos más chicos.

3. Añadir la cebolla seca, el apio, los champiñones y el ajo en la cazuela y cocinar de tres a 5 a 10 minutos.

4. Añadir el caldo, la zanahoria, el perejil, la sal y la pimienta.

5. Cocinar a fuego retardado hasta que las verduras estén agradables.

6. Añadir el pollo y el repollo cocidos. Cocinar a fuego retardado de 20 a 25 minutos más hasta que los "tallarines" de repollo estén tiernos.

Chuletas De Aguacate

Ingredientes:

- 2 cucharadas de tahini
- 2 cucharadas de aceite de coco
- 2 cucharadas de mostaza
- 450 gramos de carne picada
- 2 huevos
- ½ aguacate
- 2 cebolla grande
- 60 gramos de semillas de lino trituradas
- Sal y pimienta

Dirección:

1. Pela y corta la cebolla en trozos finos.
2. Mezcla la mostaza, la linaza, la carne, el sésamo y la cebolla junto con sal y pimienta.

3. Tritura primero la carne del aguacate con un tenedor y luego levántala debajo de la carne picada.

4. Calienta una sartén y agrega el aceite de coco.

5. Forma varias albóndigas con la carne picada y déjelas freír en la sartén durante 4 minutos por cada lado.

6. Sirve las chuletas terminadas en 4 platos y como acompañamiento te puedo recomendar servir una ensalada verde que iría bien con este platillo.

Huevos Revueltos Con Queso

Ingredientes:

- 2 cucharada de aceite de oliva
- 1 taza de queso crema
- 4 huevos
- Media cucharadita de sal
- Una pizca de pimienta negra

Dirección:

1. Caliente el aceite a fuego medio, mientras tanto, rompa los huevos en un tazón y agregue sal y pimienta, mezclando bien.
2. Cocine los huevos hasta la cocción deseada, luego agregue el queso crema encima y cocine por otros 4 minutos.

Salmón Con Brócoli Y Queso

- 90 g mantequilla
- 350 g queso cheddar, rallado
- 750 g salmón
- sal y pimienta
- 500 g brócoli

Dirección:

1. Cortar el brócoli en chicos cogollos y dejarlos hervir a fuego retardado en agua sutilmente salada en el transcurso de un par de minutos.
2. Asegurarse de que el brócoli mantiene su textura masticable y su color especial.
3. Chorrear el brócoli y desechar el agua hirviendo.
4. Reservar sin contemplar en el transcurso de

5. un minuto o dos para aceptar que el vapor se evapore.

6. **Ubicar** el brócoli escurrido en un plato para hornear bien engrasado.

7. **Agregar** mantequilla y pimienta al gusto.

8. **Espolvorear** el queso encima del brócoli y hornear 30 a 35 minutos o hasta que el queso adquiera un color oro.

9. **Hasta** entonces, salpimentar el salmón y freír en abundante mantequilla, unos minutos por cada lado.

10. **La** lima se puede freír en la misma sartén o servirse cruda.

11. **Este** paso además se puede llevar a cabo en una parrilla al aire libre.

Con Romero Y Pimienta

Ingredientes:

- 4 cucharaditas de pimienta molida
- 4 cucharadita de romero deshidratado
- ½ libras de costilla de res deshuesada
- 4 diente de ajo cortado en rodajas

Dirección:

1. En la carne hacemos cortes de 7 centímetros y
2. Les introducimos una rodaja de ajo a cada
3. Corte. Mezclamos la pimienta y el romero y

4. Frotamos la carne con la mezcla. Colocamos la
5. Carne en un asador con la grasa hacia abajo.
6. Cocinamos hasta que esté bien cocida y la
7. Volteamos por 5 a 10 minutos.

Lista De Joes

2 libra de carne molida de res

2 cucharadas de cebolla picada sal y imienta al gusto

½ cucharadita de ajo

2 taza de fresco tomates triturados

4 cucharadas de azúcar morena

2 cucharadita de salsa Worcestershire

1. ollos bajos en carbohidratos o hojas de lechuga
2. Dorar la carne y escurrirla. Reduzca el fuego a bajo.
3. Añadir el resto de los ingredientes. Cocine lentamente durante unos 30 a 35 minutos y sírvalo sobre panecillos u hojas de lechuga.

Muffins De Sartén

Ingredientes

- 4 huevos
- 7 cucharadas de harina de coco
- 1 cucharadita de polvo de hornear
- 4 pizca de sal

Dirección:

1. En un tazón combina, el polvo de hornear, la harina de coco y la sal
2. Agregue los huevos y mezcle hasta combinar bien los ingredientes
3. Dejar reposar la mezcla por unos 5 a 10 minutos
4. Caliente una sartén y agregue 5 a 10 cucharada de mantequilla
5. Tomar tres cucharadas de esa mezcla y colocarla en la sartén y aplastar
6. freír hasta que se cocinen bien por ambos lados

7. servir con el topping de tu preferencia

Carne De Res

- 250 gramos de aceitunas
- 4 Dientes de ajo
- 4 Cucharada de arándanos
- Cebolla
- 850 gr. De carne molida de res
- 4 Pimiento verde
- Un puñado de ejotes verdes
- 7 Fresco tomates
- Sal

Dirección:

1. La cebolla y el ajo se pican finamente.
2. A los ejotes se le quitan los extremos y se pican en trozos pequeños.
3. Se le quita el corazón con semillas al pimiento y se corta en trozos pequeños.
4. Unas dos cucharadas de aceite de oliva se vierten en una cacerola y cuando está muy caliente se agrega la

carne molida junto con la cebolla y los dos dientes de ajo.

5. Se revuelve esto muy bien se tapa y se pone a fuego bajo por unos minutos.

6. Mientras tanto, se muelen los fresco tomates con un diente de ajo y un trozo de cebolla.

7. Además se cocen los ejotes verdes en agua, están listos cuando están suaves y su color se ha vuelto pálido.

8. Cuando la carne ha soltado su jugo se revuelve y se agrega pimienta.

9. Después de 5 a 10 minutos se agrega la salsa de tomate y el pimiento verde.

10. Se agrega sal al gusto y cuando haya hervido se agregan los ejotes.

11. Se pone a fuego alto todo junto y se revuelve hasta que vuelva a hervir.

12. En ese momento se agregan los arándanos y las aceitunas y se deja hervir otros dos minutos más.

Huevos Al Horno Con Col Y Tomate

Ingredientes

- 7 huevos
- 4 taza de crema
- 4 cucharadita de sal
- 4 cucharadita de pimienta
- 4 taza de queso parmesano rallado
- tomate, cortado en cubitos
- ½ taza de col rizada picada
- 4 c ucharadita de ajo en polvo
- 4 c ucharadas de mantequilla

Dirección:

1. Precalienta el horno a 450F. Precalienta un sartén mediano a fuego medio.

2. Derrite la mantequilla y saltea la col rizada, tomate, y mantequilla de ajo junto con la sal y la pimienta.

3. Cocina hasta que la col rizada se ha marchitado ligeramente, aproximadamente durante 5 a 10 minutos.

4. Vierte la crema y cocina por otros 5 a 10 minutos.

5. Vierte la mezcla de manera uniforme en cuatro moldes.

6. Rompe un huevo en cada cazuela, y cúbrelas con el queso.

7. Coloca los moldes en una bandeja de horno y hornea durante 30 a 35 minutos hasta que los huevos estén cocidos y las yemas estén todavía líquidas y el queso esté burbujeando. Sirve caliente.

Gustos De Otoño

- una pizca de sal
- una cucharada de salsa de soja
- 60 gr del queso que más te guste
- 4 papas
- 4 cebollas
- verduras mixtas
- 350 gr de chuleta de cerdo
- 4 calabaza
- 30 gr de manteca
- una cucharada de aceite de oliva
- una pizca de pimienta

Dirección:

1. Para preparar las chuletas de cerdo con crema de calabaza y queso, primero prepara los trozos de verduras, que se utilizarán para preparar la crema de calabaza.

2. Luego, preparar la crema de calabaza. Cortar la calabaza en rodajas, quitar la cáscara exterior, quitar las semillas, luego reducir la pulpa primero a tiras y luego en cubos.
3. Pelar las papas y cortarlas en cubitos también. Luego tomar la cebolla, limpiarla y picarla finamente.
4. Transfiérelo a una sartén con el aceite y saltee a fuego suave.
5. Una vez que la cebolla haya alcanzado el estado de dorado, agrega la calabaza en la sartén junto con las papas.
6. Poco a poco agrega unos cucharones de caldo de verduras para cubrir las verduras.
7. Sazonar con sal y pimienta y cocinar a fuego lento durante 40 a 45 minutos, agregando un poco de caldo de verduras de vez en cuando.
8. Una vez que las verduras estén cocidas, apaga el fuego y comience a

mezclarlas con un mezclador de inmersión hasta obtener una crema homogénea y suave.

9. Agregue una pizca de nuez moscada y canela y mezcle.

10. En este punto, tu crema de calabaza está lista, así que déjala a un lado.

11. 6 . Tome las chuletas y bátalos con la carne hasta que tengan aproximadamente 4 cm de grosor, luego corte la salvia y el romero y colóquelos en una sartén antiadherente con un poco de aceite.

12. Coloque las chuletas en la sartén, sazone con sal y pimienta y deje que se doren por ambos lados, volteándolas de vez en cuando con una pinza para que se cocinen por ambos lados.

13. 8 . Una vez cocido, sáquelos de la olla y manténgalos calientes.

14. En la misma olla en la que cocinaron las chuletas, vierta la crema de calabaza preparada anteriormente, agregue la salsa de soya y mezcle bien.

15. Agregue las chuletas, sazone con la crema de calabaza, luego corte el queso en rodajas y coloque una encima de cada chuleta.

16. Cocine durante 5 a 10 minutos para derretir el queso, espolvorear todo con hojas de tomillo.

Recetas De Almuerzo

Ingredientes:

- 2 aguacate, cortado a lo largo
- cabeza de col napa, cortada en trozos
- cucharada de semillas de sésamo
- 1/7 taza de cilantro, picado
- Aderezo de chile de limoncillo
- huevo
- libra de filete de salmón salvaje
- envolturas de tonalidades ganadas
- cebollas verdes, finamente picadas
- Pizca de sal
- aceite de oliva

Direcciones:

1. Cortar el salmón en trozos de media pulgada de espesor, luego poner en una olla de agua a fuego lento con sal.
2. Cubra y cocine por 10 minutos.

3. Una vez cocido, escúrralo, saca la capa gris que está debajo y déjala enfriar.

4. Poner las verduras en una olla grande.

5. Vierta el aceite y coloque a fuego medio-alto.

6. Dejar de lado una vez cocido.

7. Rompe el huevo en un tazón y agrega 2 cucharada de agua.

8. Batir bien. Utilice el lavado de huevo para cepillar cada lado las toneladas ganadas.

9. Espolvorear con semillas de sésamo y freír hasta que estén doradas e hinchadas.

10. Coloque la tonelada cocida en una toalla de papel y luego espolvorear con sal.

11. Coloque el cilantro, las cebollas verdes y el repollo en un recipiente grande.

12. Verter el aderezo y tirar.

13. Transfiera a los platos para servir y coloque el salmón cocido al lado con las rebanadas de aguacate y los platos fritos de won ton.

14. Añadir las hojas de cilantro para adornar.

Salmon A La Plancha Con

Ingredientes:

- 2 cebolla fresca
- 4 pepinillos
- Un diente de ajo
- Un huevo duro
- Salmón cuatro rodajas
- Mahonesa un vaso
- Alcaparras
- Medio pimiento verde

Dirección:

1. Calentamos la plancha a buena temperatura, y
2. Hacemos el salmón vuelta y vuelta por la plancha
3. Hasta que quede bien hecho por ambos lados.
4. Hacemos la salsa tártara troceando muy fino la

5. Cebolla, el pimiento, pepinillos, el ajo y el huevo
6. Mezclamos todos los ingredientes que hemos
7. Cortado con las alcaparras y el vaso de mayonesa.
8. Servimos el salmón junto a la salsa que
9. hemos preparado.

Huevos Con Pimientos

Ingredientes

- 4 huevos
- 4 cucharadas de mantequilla
- 2 pimiento verde, cortado en
- ¼" de anillos

Dirección:

1. Precalienta un sartén mediano a fuego medio-alto.
2. Derrite la mantequilla y agrega los pimientos.
3. Rompe un huevo en cada anillo de pimienta y dejar cocer hasta que las claras estén cocidas y la yema está todavía líquida.
4. Sazona con sal y pimienta y sírvelo caliente.

El Sabor Del Mar

ingredientes

- 250 gr de hojaldre
- 2 fresco limón
- 2 paquete de azafrán
- verduras mixtas
- 2 filete de rape
- pimienta rosa
- una pizca de sal
- una cucharada de aceite de oliva

Dirección:

1. Para preparar el rape en salsa de azafrán y fresco limón comenzó con la limpieza del filete de rape.
2. Cortar en rodajas; Con un cuchillo retire los huesos del interior y luego retire la piel.
3. Corte las rebanadas limpias por la mitad y haga algunas partes

pequeñas, atándolas con la cuerda de la cocina. Necesitas preparar 8 medallones de rape.

4. Retire las hojas de las ramitas de tomillo y colóquelas en cada bocado, luego ponga el pescado a un lado.

5. Ahora, prepara la salsa. En una sartén, vierta el aceite y el limón.

6. Agrega la bolsa de azafrán y deja que se derrita.

7. Agrega la pimienta rosa y espesa la salsa también.

8. Luego, tamice la harina de arroz en la sartén y mezcle bien con un batidor para espesar la harina sin crear grumos.

9. Continuando con el batidor, vierta también los trozos de verdura.

10. Sazone con sal y pimienta y cocine por unos minutos hasta que la salsa se vuelva cremosa.

11. Una vez que esté listo, apague el fuego y déjelo a un lado.

12. En otra sartén, calentar el aceite y agregar el ajo. Una vez dorado, retirar el ajo y colocar los medallones de rape.

13. Cocine durante unos minutos a fuego medio y gire suavemente las porciones con unas pinzas de cocina.

14. Cuando hayan tomado un bonito color marrón en ambos lados, apague el fuego.

15. En un plato de servir, vierta la salsa de azafrán y fresco limón y coloque sobre ella los medallones de rape.

16. Termine vertiendo unas gotas de salsa en las porciones obtenidas y servidas.

Hornear De Pollo Y Champiñones

Ingredientes:

- 4 cucharada de salsa de soja
- ½ cucharada de cebolla picada
- cucharadita de miel
- 4 pechuga de pollo deshuesada
- taza de champiñones en rodajas
- ½ taza de pimiento verde, picado
- Polvo de ajo

Direcciones:

1. Precaliente el horno a 480 grados Fahrenheit.
2. Coloque la pechuga de pollo deshuesada en un plato para hornear.
3. Cubra con los copos de cebolla.

4. Mezcle la salsa de soya con el ajo en polvo y la salsa de soya en un tazón y vierta sobre el pollo.

5. Cubra el plato para hornear.

6. Colocar en el horno precalentado.

7. Dejar cocer el pollo durante 50 a 55 minutos.

8. Una vez cocido, destape el plato para hornear y agregue los champiñones y el pimiento encima.

9. Tape el plato de nuevo y vuelva a colocarlo dentro del horno.

10. Hornee hasta que los champiñones estén tiernos. Sacarlo y dejar enfriar.

Nopales Con Huevo

- Trozo de cebolla
- 4 Diente de ajo
- 4 Huevos
- Aceite de oliva extra virgen
- 4 Fresco tomates
- 4 Nopales
- 4 Pimiento verde
- Sal

1. Los nopales se limpian de las espinas y se cortan en cuadrículas a modo de obtener pequeños trozos.
2. El tomate y el pimiento verde también se cortan en cuadritos pequeños.
3. La cebolla y el ajo se pican finamente.
4. Se vierte un poco de aceite de oliva en la sartén, distribuyéndolo bien por toda la superficie.
5. Cuando está muy caliente se agregan los nopales.

6. Se baja el fuego y se tapa la sartén.
7. Después de unos minutos de tener los nopales a fuego bajo con la tapadera, se agrega el ajo picado y se revuelve con una espátula.
8. Se agrega también la cebolla y no se vuelven a tapar para que el líquido de los nopales se evapore.
9. A continuación se agrega el tomate y el pimiento verde y se integran bien todos estas verduras junto con una pizca de sal (o sal al gusto).
10. Los huevos se vacían en un recipiente y se revuelven junto con una pizca de sal
11. con un tenedor.
12. Cuando el tomate ya está cocido, se agregan los huevos a la sartén.
13. Se sigue revolviendo todo el contenido de la sartén con una espátula hasta que los líquidos desaparezcan casi por completo.

Sabrosa Delicia De Tomate

- 2 cucharadita de salsa Worcestershire
- ½ cucharadita de rábano picante
- 2 tazas de jugo de tomate o vegetal
- 2 cucharadas de jugo de fresco limón

1. Un par de gotas de nuestra salsa picante favorita
2. Bandeja de cubitos de hielo llena de agua, rociada con gotas de zumo de fresco limón en cada ranura de cubitos
3. Coloque la bandeja de cubitos de hielo en el congelador para que se asienten y haga cubitos de hielo con sabor a limón.

4. Combine todos los demás ingredientes en una jarra.
5. Revuelva y sirva sobre cubitos de hielo de limón.

Bacon, Aguacate Y Envolturas De Lechuga De Pavo

- 4 rebanadas de tocino cocido
- 2 aguacate, deshuesado y en rodajas
- 4 rodajas de pavo
- 2 hojas de col rizada
- 2 cucharada de mayonesa

1. poner cada hoja de col rizada en una tabla de cortar.
2. cepillo con la mayonesa. en la mitad de cada hoja, la capa dos trozos de tocino, la mitad de las rodajas de aguacate, y dos rodajas de pavo.
3. rodar a partir del final que está lleno.

Panqueques Con Crema Batida Y Bayas:

Ingredientes:

- 7 Huevos
- 7 oz. Queso cottage
- 4 oz. Aceite de coco
- 4 cucharada Cáscara de psyllium molida en polvoPara la cobertura, necesitarás:
- taza Frambuesas
- 4 taza Crema batida

Dirección:

1. Mezcle los huevos, el polvo de cáscara de psyllium y el queso cottage y déjelo a un lado durante unos 30 a 35 minutos para que espese un poco.
2. Tome una sartén antiadherente, caliente la mantequilla en ella y fríe

los panqueques en ella durante 10 a 15   minutos de cada lado, a fuego medio o bajo.

3. Además, asegúrese de no hacerlos demasiado grandes porque serán muy dificil de voltearlos.

4. Mientras los panqueques se están friendo, batir la crema en un tazón hasta que esté suave.

5. Servir los panqueques, cubiertos con la crema batida y bayas.

Keto De Ternera Y Repollo

Ingredientes

- 4 zanahorias peladas y cortadas en
- 4 trozos
- y la mitad c. dijon mostaza
- 4 cucharadas de vinagre de sidra de manzana
- y un cuarto de c. mayonesa
- 4 cucharadas de alcaparras, picadas aproximadamente, más 4 cucharada de salmuera
- 4 cucharadas de perejil, picado
- 7 libras de carne de res encurtida
- 4 cebollas, descuartadas
- 7 tallos de apio, descuartados transversales
- 4 paquete de especias de encurtido
- sal kosher
- pimienta negra

- 4 repollo verde mediano, cortado en 4 cuñas

Dirección:

1. Coloque la carne de res encurtida, la cebolla, el apio y las especias encurtidas en una olla grande.

2. añadir suficiente agua para cubrir por 2o", sazonar con sal y pimienta, y llevar a ebullición. reducir el calor a bajo, cubrir y cocer a fuego lento hasta que esté muy tierno, de 5 a 10 horas y media.

3. Mientras tanto, batir la mostaza dijon y el vinagre de sidra de manzana en un tazón pequeño y sazonar con sal y pimienta.

4. en otro tazón, mezcle la mayonesa, las alcaparras, la salmuera de alcaparra y el perejil. sazonar con sal y pimienta

5. Agregue el repollo y las zanahorias y continúe cociendo a fuego lento

durante 50 a 55   minutos a 2-2 ½ hora más, hasta que el repollo esté tierno.

6. eliminar la carne, el repollo y las zanahorias de la olla. rebanar la carne de res encurtida y sazonar con más sal y pimienta.

7. servir con ambas salsas a un lado para mojar.

Muffins De Nuez Y Plátan0

Ingredientes:

- 2 cucharadita de canela molida.
- 4 cucharadita de extracto de vainilla.
- 10 cucharadas de mantequilla derretida.
- ½ taza de leche de almendras sin azúcar.
- 4 cucharaditas de extracto de plátano.
- ½ taza de crema.
- ½ taza de nueces picadas.
- 1 taza de eritritol en polvo.
- ¼ de taza de harina de almendras.
- 4 cucharadas de lino molido.
- 4 cucharaditas de levadura en polvo.
- 4 huevos.

Dirección:

1. Necesitará precalentar su horno a 480 °F. Es mejor usar bolsas de papel mientras prepara el molde para panecillos.
2. Sin embargo, si no las tiene asegúrese de engrasar la sartén abundantemente con mantequilla o aceite.
3. Colocará en el tazón grande, la harina de almendras, el eritritol, el lino, el polvo de hornear y la canela.
4. Mezcle bien todos los ingredientes secos.
5. Para los ingredientes húmedos; en otro tazón, mezcle la mantequilla derretida, el extracto de plátano, la leche de almendras, la crema agria, el huevo y revuelva.
6. Combina tus ingredientes húmedos y secos, luego revuelve suavemente

hasta que la mezcla esté completamente combinada.

7. Vierta la mezcla en el molde para panecillos.

8. Asegúrese de que no esté demasiado lleno, no menos de 1 no más de ½ Coloca sobre la cubierta de crumble que está hecha de nueces harina de almendras y mantequilla.

9. Puede crear esta cobertura, colocando todos los ingredientes en un procesador de alimentos y pulse hasta que las nueces se corten finamente.

10. Espolvorear sobre la masa, para asegurarse de que la migaja que hicimos se incorpore a la masa, puede golpear ligeramente la sartén sobre el mostrador de la cocina.

11. Coloque la lata en el horno y hornee durante al menos 30 a 35 minutos o incluso hasta que esté bien cocida.

12. Después de esto, retire del horno y enfríe antes de comer.

13. Estas magdalenas irán muy bien con un poco de mantequilla o mermelada de bayas.

Tazas De Desayuno Keto

Ingredientes

- 2 libras de carne de cerdo molida
- 2 cucharada. tomillo recién picado
- 2 dientes de ajo picados
- 1 cucharadita pimentón
- 1 cucharadita comino molido
- 4 cucharadita sal kosher
- Pimienta negra recién molida
- 4 taza de espinaca fresca picada
- 4   taza de queso cheddar blanco rallado
- 25 huevos
- 4 cucharada. cebollino recién picado

Direcciones

1. Precaliente el horno a 450 grados Fahrenheit.
2. Combine la carne de cerdo molida, el tomillo, el ajo, el pimentón, el comino y la sal en
3. un tazón grande.
4. Sazone con pimienta.
5. Agregue la mezcla a un molde para muffins de modo que la carne de cerdo presione los lados para formar una taza.
6. Divida la espinaca y el queso en partes iguales y coloquelos en la taza.

Bollos Suaves

Ingredientes:

- 4 cucharadita de levadura en polvo;

- 4 cucharada de cáscara de psyllium en polvo;

- ½ taza de harina de coco;

- ½ taza de harina de almendras;

- ½ taza de agua hirviendo;

- 2 huevo a temperatura ambiente;

- 7 claras de huevo a temperatura ambiente.

Dirección:

1. Precaliente su horno a 300° C (450° Fahrenheit)

2. Mezcles todos los ingredientes secos y luego colóquelos en el procesador de alimentos junto con todos los ingredientes restantes o mezcles en una licuadora eléctrica durante aproximadamente 40 segundos hasta que se quede suave.

3. No sobre mezclar.

4. Permita que la masa repose durante unos minutos para que las harinas absorban la humedad.

5. Divides la masa en 7 porciones iguales y luego forma los bollos.

6. Prepares tu bandeja para hornear forrándola con papel pergamino y luego coloques los bollos encima.

7. Espolvorea con semillas de sésamo o cualquier otra semilla de tu elección.

8. Encima de los bollos, hagas cortes entrecruzados y horneas hasta que se doren durante unos 30 a 35 minutos.

Hash Browns De Repolho

Ingredientes

- 2 chávenas de couve desfiada
- ½ pequena cebola amarela, cortada em fatias finas
- 4 colher de sopa de óleo vegetal

- 4 ovos grandes
- 1 colher de chá de alho em pó
- ½ colher de chá de sal kosher
- Pimenta preta moída na altura

Dirección:

1. Bater os ovos, alho em pó e sal numa rande tigela de mistura.

2. Tempere-o com imenta preta.

3. Adicionar a couve e a cebola à mistura de ovos e combinar.
4. Aqueça o óleo numa frigideira grande em lume médio.
5. Dividir a mistura de repolho em quatro na frigideira.
6. Aplaná-los pressionando com uma espátula.
7. Cozinhar durante cerca de 5 a 10 minutos por lado ou até ficarem dourados e tenros.
8. Servir com ovos, bacon, ou outro alimento à sua escolha.

Zoodles De Sésamo Picantes

- 1 de taza de mantequilla de almendras cremosa
- 4 cucharada de salsa de soja
- 4 cucharada de aceite de sésamo
- cucharadita de hojuelas de chile pimiento rojo
- sal marina al gusto
- taza de repollo rojo rallado
- puñado de cilantro fresco, hojas y tallos picados
- 4 cebolletas picadas
- 1 de taza de almendras en rodajas
- zoodles

Dirección:

1. jugo de la lima en un tazón profundo.
2. agregue la mantequilla de almendras, la salsa de soja, el aceite de sésamo y las escamas de chile al tazón.

3. sazonar con sal. batir hasta que esté bien mezclado.
4. añadir el repollo, cilantro, cebolletas, almendras y zoodles al tazón. retorzca para cubrir.
5. servir inmediatamente, o relajarse antes de servir.

Ensalada De Atún Con Huevos Cocidos:

Ingredientes:

- Mostaza Dijon 2 cucharada.
- Atún En Aceite De Oliva-10 oz.
- Fresco tomates Cherry-8 oz.
- Aceite de oliva-4 cucharadas.
- Sal y pimienta
- Scallions- 4
- Tallos de apio-7 oz.
- Mayonesa- ½ taza
- Jugo de fresco limón y ralladura-½

Dirección:

1. Picar finamente las cebolletas y el apio y mezclarlo con el atún, el limón, la mostaza y la mayonesa.

2. Revuelva perfectamente para que todos los ingredientes se combinen bien y sazone con sal y pimienta; poner a un lado.

3. Hervir los huevos y pelarlos cuando estén calientes.

4. Divídalos en mitades o cuñas; como te gusten

5. Coloque una lechuga romana en el plato y saque el atún y los huevos sobre la lechuga.

6. Agregue los fresco tomates al plato y rocíe un poco de aceite de oliva.

7. Sazone un poco con sal y pimienta y su almuerzo está listo!

Estofado De Carne De Cesto

Ingredientes

- 4 cebolla pequeña, picada
- 4 zanahoria mediana, pelada y cortada en rondas
- 4 tallos de apio, en rodajas
- 7 dientes de ajo picados
- 4 cucharada de pasta de tomate
- 10 c. caldo de ternera con bajo contenido de sodio
- 4 cucharada de hojas frescas de tomillo
- 4 libras de asado de carne de res, cortado en 2 trozos
- sal kosher
- pimienta negra recién molida
- 4 cucharadas de aceite de oliva virgen extra

- 10 onzas de champiñones de bebé bella, en rodajas
- 5 cucharada de romero recién picado

Dirección:

1. seque la carne de res con toallas de papel y sazone bien con sal y pimienta. en una olla grande a fuego medio, caliente el aceite.
2. trabajando en lotes, añadir carne de res y cortar por todos los lados hasta que estén dorados, unos 5 a 10 minutos por lado. retirar de la olla y repetir con la carne restante, añadiendo más aceite según sea necesario.
3. a la misma olla, agregue los champiñones y cocine hasta que estén dorados y crujientes, 10 minutos.

4. agregue la cebolla, las zanahorias y el apio y cocine hasta que estén suaves, 10 minutos.

5. añadir el ajo y cocinar hasta que quede fragante, 5 a 10 minuto más.

6. añadir la pasta de tomate y remover para cubrir las verduras.

7. Agregue el caldo, el tomillo, el romero y la carne de res a la olla y sazone con sal y pimienta.

8. hervir y reducir el fuego a fuego lento.

9. cocine a fuego lento hasta que la carne esté tierna, de 50 minutos a una hora.

Muffin Keto Para O Pequeno-Almoço

Ingredientes

- 1 colher de chá de cominho moído
- 4 colher de chá de sal kosher
- Pimenta preta moída na altura
- 7 chávena de espinafres frescos picados
- 4 copo de cheddar branco ralado
- 15 ovos
- 4 colher de sopa de cebolinho recém picado

- 1500 gramas de carne de porco moída
- 4 colher de sopa de tomilho recém picado
- 4 dentes de alho, picados
- 1 colher de chá de paprica

Dirección:

1. Pré-aquecer o forno a 250ºC.
2. Combinar a carne de porco moída, tomilho, alho, pimentão, cominho, e sal numa tigela grande.
3. Tempere com pimenta.
4. Adicionar a mistura a um copo de muffin para que a carne de porco pressione para cima nas laterais para criar uma chávena.
5. Dividir uniformemente espinafres e queijo e colocá-los na chávena.
6. Partir um ovo na parte superior de cada chávena.
7. Tempere com sal e pimenta.
8. Cozinhar durante cerca de 40 a 45 minutos, ou até os ovos estarem prontos e a salsicha estar cozinhada.
9. Polvilhar o cebolinho por cima e servir.

Keto Bagel

Ingredientes:

- 4 taza de cualquier queso que se derrita bien;
- rallado
- taza de parmesano rallado;
- 4 huevos;
- 4 cucharadas de sazonador para bagels.

Dirección:

1. Precalientar el horno a 4 2 10 0°C (450 °F)

2. En un tazón, combine el huevo y el queso rallado y mezcles hasta que estén completamente combinados

3. Dividir la mezcla en 10 partes y luego presionar sobre una bandeja para donas bien engrasada.

4. Espolvorear el aderezo de todo bagel sobre la mezcla de huevo y queso.

5. Horneas hasta que el queso forme una ligera corteza marrón y se haya derretido por completo

Pimientos Rellenos Italianos

- 1 cucharadita de albahaca seca
- 1 cucharadita de orégano seco
- 4 taza de cuscús de coliflor
- 7 onzas de mozzarella rallada
- 4 pimientos rojos
- 4 cucharada de aceite de oliva virgen extra
- 15 onzas de carne molida
- sal marina y pimienta negra recién molida
- 4 diente de ajo picado
- 4 taza de salsa de tomate a fuego lento

Dirección:

1. en una sartén mediana, agregue el aceite y caliente hasta que quede brillante.

2. añadir la carne de res y utilizar un tenedor para romper cualquier trozo.

3. sazonar con sal y pimienta.

4. cocinar hasta que esté bien dorada.

5. usar cuchara ranurada para transferir a un tazó.

6. añadir el ajo a la sartén. saltear hasta fragante, aproximadamente 2 minuto.

7. agregue la salsa de tomate, la albahaca y el orégano, y agregue la carne de nuevo a la sartén.

8. sazonar con sal y pimienta.

9. reducir el calor a bajo, y herjar a fuego lento durante 10 minutos.

10. precalentar el horno a 450 of.

11. retirar el relleno de carne del fuego y dejar enfriar ligeramente mientras el horno se precalienta.

12. agitar el cuscús de coliflor y la mitad de la mozzarella en el relleno.

13. cortar la parte superior de los pimientos y sacar las semillas.

14. uniformemente cuchara el relleno de carne en los pimientos.

15. preparar los pimientos en una sartén de 10 pulgadas. espolvorea la mozzarella restante en la parte superior.

16. hornear de 45 a 50 minutos, hasta que los pimientos estén suaves y el queso esté ligeramente dorado. servir caliente.

Salmón Frito Con Brócoli Y Queso:

Ingredientes:

- Sal y pimienta
- 4 lbs. Salmón
- 10 oz. Queso cheddar rallado
- 4 libra. Broccoli
- 4 oz. Mantequilla

Dirección:

1. Usando la configuración de la parrilla de su horno precaliente su horno a 250 grados Celsius.

2. Cortar el brócoli en trozos pequeños y dejar que se empape un poco en agua con sal durante unos minutos.

3. Asegúrese de que la textura y la suavidad del brócoli no se vean obstaculizadas.

4. Escurra el brócoli y déjelo a un lado para que el vapor se evapore.

5. Engrasa un molde para hornear, coloca el brócoli y sazona con mantequilla y pimienta, según tu gusto.

6. Espolvoree el queso cheddar rallado sobre el brócoli y hornee por 25 a 30 minutos.

7. Asegúrese de que el queso se vuelva dorado ya que representa que el plato está listo.

8. Mientras se cocina el brócoli, sazone el salmón con sal y pimienta.

9. Freír en mantequilla durante unos minutos por ambos lados.

10. Puede freír la lima a lo largo del salmón o dejarla si lo desea.

11. ¡Organice todos los elementos en un plato y tendrá una deliciosa comida lista para ser tragada!

Cereal De Coco Al Estilo Keto:

Ingredientes:

- Crema de coco-8 cucharadas.
- Sal- 4 pizca
- Cáscara de psyllium molida polvo-2 pizca
- Coco-4 onza.
- Huevo-4
- Harina de coco-4 cucharada.

Dirección:

1. Agregue todos los ingredientes en una sartén antiadherente y mézclelos a fuego lento.

2. Revuelve continuamente hasta obtener la textura perfecta que deseas.

3. Servirlo todo con crema de coco o leche.

4. También puedes completar el cereal con bayas.

Repollo Relleno De Keto

Ingredientes

- 25 hojas de repollo
- 4 libra de carne molida
- y cerdo molido de tres cuartos lb
- 4 c. coliflor arronada
- 7 cebollas verdes cortadas en rodajas finas
- y un cuarto de c. perejil picado, además de más para servir
- pimienta negra recién molida
- 4 de fresco tomates cortados en cubos
- 4 cucharada de vinagre de sidra de manzana
- y media cucharada de escamas de pimiento rojo
- 4 cucharada de cebolla en polvo
- 4 cucharada de ajo en polvo

- 4 cucharada de orégano seco
- sal kosher
- pimienta negra recién molida
- y un cuarto de c. aceite de oliva virgen extra
- para los rollos de repollo:

Dirección:

1. precalentar el horno a 450 grados.
2. fresco tomates de puré, vinagre de sidra de manzana, hojuelas de pimiento rojo, cebolla en polvo, ajo en polvo y orégano en una licuadora; sazonar con sal y pimienta.
3. en una sartén grande y profunda a fuego medio, caliente el aceite.
4. añadir la salsa de tomate puré, llevar a fuego lento, luego bajar a medio-bajo y cocer a fuego lento durante 30 minutos, hasta que se espese ligeramente.

Masa Para Bagels De Mozzarella

Ingredientes:

- 90 g de harina de almendras/harina;
- 300 g de queso mozzarella rallado/pre rallado;
- Una pizca de sal al gusto.
- 4 cucharadita de levadura en polvo;
- 4 huevo; medio;
- 4 cucharadas de crema de queso entero;

Directions

- En un recipiente apto para microondas, mezclar la crema de queso, la harina/harina de almendras y el queso rallado/pre rallado. Microondas durante 2 minuto

146

- Revolver y colocar nuevamente en el horno y microondas por 4 0 segundos

- Agregues la sal, el polvo de hornear, el huevo y cualquier otro saborizante y luego mezclar suavemente. Dividas la masa en 6 partes iguales y enróllelas en bolas y luego en forma de cilindro. Doblas los extremos del cilindro en un círculo y luego aprieta los 2 extremos para formar una forma de bagel.

- Coloques en una bandeja para hornear y espolvorear con semillas de sésamo.

- Horneas hasta que estén doradas por 2 6 minutos a 22 8° C (426 °F)

Bombas De Crema De Bayas

Ingredientes

10 cucharadas de mantequilla
4 cucharadas de edulcorante
4 cucharadita de extracto de vainilla
4 tazas de bayas mixtas congeladas
300 g de queso crema, ablandado

Dirección:

1. En un tazón apto para microondas, cocine en el microondas las bayas congeladas hasta que se descongelen, aproximadamente 4 minuto, dependiendo de la potencia de

potencia del microondas.

2. Combine todos los ingredientes en un procesador de alimentos y mezcle hasta que estén bien combinados.

Frango Com Curry De Coco De Ceto

Ingredientes

- 4 dentes de alho
- 4 pimentão vermelho, fatiado
- e pimenta meio vermelha, finamente picada
- 30 oz. creme de coco
- 4 limão, as raspas finamente raladas
- 4 talos de capim limão
- 4 colheres de sopa de óleo de coco
- 4 colher de sopa de curry em pó
- 4 kg e meio de coxas de frango desossados
- 4 alho-poró
- 4 pedaço de gengibre fresco do tamanho do polegar

Dirección:

1. esmague a parte áspera do capim-limão com o lado largo de uma faca ou um pilão.
2. corte o frango em pedaços grosseiros.
3. aqueça suavemente o óleo de coco em uma panela ou em uma frigideira grande.
4. rale o gengibre e frite junto com o capim-limão e curry.
5. adicione metade do frango e refogue em fogo médio até que as tiras fiquem douradas. sal e pimenta a gosto.
6. reserve e frite o resto do frango da mesma forma, talvez adicione um pouco mais de curry para o segundo lote. a grama de limão pode permanecer na panela.
7. fatiar vazamentos em pedaços e refogá-los na mesma panela junto com os outros legumes e alho finamente picado.

151

8. os vegetais devem ficar dourados, mas manter sua crocância.
9. adicione o creme de coco e o frango e deixe ferver por 25 a 30 minutos até que tudo esteja quente.
10. retire a grama de limão e polvilhe sobre as raspas de limão.

Tazas De Desayuno Keto

ingredientes

- 2 libras de carne de cerdo molida
- 2 cucharada. tomillo recién cortado
- 2 dientes de ajo picados
- cucharadita. pimenton
- cucharadita. comino molido
- cucharadita. sal genuina
- Pimienta oscura recién molida
- 5 taza de espinaca nueva cortada
- taza de queso cheddar blanco destruido
- 7 huevos
- cucharada. cebollino recién cortado

Dirección:

1. Precaliente la estufa a 450 grados Fahrenheit.
2. Combine la carne de cerdo molida, el tomillo, el ajo, el pimentón, el comino y la sal en un tazón grande.
3. Condimente con pimienta.
4. Agregue la mezcla a un molde para muffins para que la carne de cerdo se presione hacia los lados para formar una taza.
5. Divida la espinaca y el queso cheddar equitativamente y colóquelos en la taza.
6. Rompe un huevo sobre el punto más alto de cada taza.
7. Sazone con sal y pimienta.
8. Cocine durante unos 35 minutos, o hasta que los huevos estén listos y la salchicha esté bien cocida.
9. Espolvoree cebolletas por encima y sirva.

Satay De Frango Grelhado Com Molho De Cajú Picante

Ingredientes:

- 4 colher de chá de alho picado,

- ½ xícara de caju assado;

- 7 colheres de sopa de azeite de oliva extra virgem;

- 4 colheres de sopa de pimenta vermelha em flocos;

- 4 colheres de sopa de amina de coco.

- ½ xícara de água,

- 4 kg de coxas de frango sem osso;

- 1 colher de chá de pimenta;

- 4 folha de lima kaffir;

Dirección:

1. Comece cortando as coxas de frango em pequenos cubos

2. Em seguida, tempere-os com pimenta

3. Coloque os flocos de pimenta e o alho picado no liquidificador, onde você também acrescentará os cajus assados

4. Coloque esta mistura de castanhas de caju em uma panela e adicione as folhas de lima kaffir

5. Aguarde até ferver e adicione o amino de coco.

6. Em seguida, assar o frango, pré-aquecer a grelha, fazer espetinhos com os cubos de frango e mergulhá-los no azeite de oliva extra virgem. Em seguida, colocar os espetos na grelha

7. Continue virando o frango de lado até que ele mude de cor e você tenha certeza de que está pronto. Armazená-los ou comê-los imediatamente

Ensalada De Hamburguesa Con Queso

Ingredientes:

2 cebolla pequeña picada
2 tomate en rodajas
¼ taza de queso cheddar rallado
4 cucharadas aderezo de aceite y
2 libra de carne molida
Sal y pimienta para probar
4 tazas de lechuga picada
vinagre

Dirección:
1.

Fríe la carne molida en una sartén por   4   minutos.

2. Agregue la cebolla y cocine por otros 6 minutos.

3. Coloque la carne y las cebollas en un tazón y agregue el resto ingredientes, excepto el aderezo.

4. Cubre con el aderezo para ensaladas.

Muslo De Pollo Asado Con Verduras

Ingredientes:

- .90 taza de brócoli
- 4 cucharada de aceite de oliva
- Sal y pimienta negra al gusto.
- 4 cucharadita de comino en polvo
- 4 cucharadita de paprik
- 4 muslos de pollo
- .90 taza de zanahorias baby
- 10 fresco tomates cherry, en rodajas
- .90 taza de calabacín, cortado en cubitos

Direcciones:

1. Precaliente su horno a 450 grados F.

2. Freír las verduras en una cacerola mediana hasta que estén blandas y luego colocarlas en una bandeja para hornear.

3. Agrega las patas de pollo a la bandeja y sazona todo con las especias.

4. Masajear el aceite de oliva en el pollo.

5. Hornee la bandeja en el horno durante 40 a 45 minutos hasta que elpollo esté dorado.

Aguacate Y Envolturas De Lechuga De Pavo

- 4 rebanadas de tocino cocido
- 2 aguacate, deshuesado y en rodajas
- 4 rodajas de pavo
- 2 hojas de col rizada
- 2 cucharada de mayonesa

1. poner cada hoja de col rizada en una tabla de cortar.
2. cepillo con la mayonesa. en la mitad de cada hoja, la capa dos trozos de tocino, la mitad de las rodajas de aguacate, y dos rodajas de pavo.
3. rodar a partir del final que está lleno.

Ovos Cozidos Com Guacamole

ingredientes

2 2 ovos grandes

½ xícara de maionese

½ abacate médio

2 colher de sopa de coentro fresco, picado

2 colher de sopa de suco de limão fresco

2 colher de chá. cominho em pó

½ colher de chá sal marinho

2 colher de chá. Pimenta em pó

2 Coloque os ovos inteiros em uma panela de 2 litros (2 litros).

Dirección:

1. Encha a panela com água fria para cobrir os ovos.

2. coloque a panela, descoberta, em fogo alto até ferver, cerca de 20 a 25 minutos.
3. 2 retire a panela do fogo, tampe e espere 30 a 35 minutos.
4. enquanto os ovos cozinham, misture a maionese, o abacate, o coentro, o suco de limão, o cominho e o sal marinho em um processador de alimentos.
5. pulsar até se formar uma pasta lisa.
6. 4 escorra os ovos cozidos e mergulhe-os em água fria até esfriarem o suficiente para serem manuseados.
7. retire e descarte as cascas imediatamente e corte os ovos ao meio no comprimento.
8. 6 colher as gemas firmes dos ovos e adicionar à mistura de abacate.
9. pulse até que a mistura esteja totalmente combinada e homogênea.

10. colher cuidadosamente o recheio em metades do ovo. 8 polvilhe com pimenta em pó antes de servir.

Quiche De Salchicha

Ingredientes

- 25 fresco tomates cherry mixtos, cortados por la mitad
- 10 huevos
- 4 cucharadas de parmesano rallado
- 10 rodajas de berenjena
- 650 g de salchicha de cerdo picada
- Sal y pimienta negra al gusto
- 4 cucharaditas de crema batida
- 4 cucharadas de perejil picado

Dirección:

1. Extienda los trozos de salchicha en el
   fondo de una fuente para hornear.

2. Capa de rodajas de berenjena encima.

3. Agregue los fresco tomates cherry.

4. En un bol, mezcle los huevos con sal,
   pimienta, crema y parmesano y batir
   bien.

5. Verter esto en la fuente de horno,
   introducir en el horno a 2 10 0 grados
   C y hornee por 40 minutos.

6. Sirva   de   inmediato.

Tonnato De Frango Ketogenic

Ingredientes

- 2 colher de sopa de salsa seca
- 2 colheres de sopa de suco de limão
- e meia xícara de maionese
- e um quarto de xícara de azeite
- e meio sal tsp
- e um quarto tsp pimenta preta moída

Frango

- 2 ,6 kg peitos de frango
- água
- sal
- 8 oz. folhas verdes
- 4 colheres de sopa de alcaparras pequenas
- 7 oz. atum em azeite
- 4 dentes de alho
- e um quarto de xícara de manjericão fresco picado

Dirección:

1. misture todos os ingredientes para o molho com um liquidificador de imersão ou em um processador de alimentos. reservar o molho de tonnato, a fim de deixar os sabores se desenvolverem.
2. coloque os peitos de frango em uma panela com água levemente salgada para cobri-lo.
3. leve a água para ferver e descarte a espuma que aparece na superfície.
4. deixe ferver em fogo médio por cerca de 35 a 40 minutos ou até que o frango esteja totalmente cozido.
5. se você estiver usando um termômetro de carne, ele deve dizer 2 100 graus fahrenheit quando feito.
6. deixe os peitos de frango descansarem por pelo menos 25 a 30 minutos antes de cortar.

7. coloque verduras frondosas em pratos de servir e coloque frango fatiado por cima. despeje o molho sobre o frango e sirva com alcaparras extras e uma cunha de limão fresco.

Aguacates Rellenos De Taco

ingredientes

- 4 aguacates listos
- jugo de 2 lima
- 4 cucharada. aceite de oliva virgen extra
- 4 cebolla mediana, cortada
- 4 libra de carne molida
- 4 paquete de tacos preparando
- sal kosher
- Pimienta oscura recién molida
- ½ taza de queso cheddar mexicano estruido
- taza de lechuga picada
- taza de fresco tomates uva en cuartos
- Crema agria, para fijar

Dirección:

1. Cortar los aguacates por la mitad y eliminar el hueso.
2. Con una cuchara, saque un poco de aguacate para hacer un pozo más grande.
3. Corta el aguacate que eliminaste con la cuchara y ponlo en un lugar seguro para otro momento.
4. Exprima jugo de fresco limón sobre todos los aguacates. Esto evitará que se cocinen.
5. Caliente una sartén mediana a fuego medio. Agregar el aceite.
6. Agregue la cebolla a la sartén y cocine por unos 6 minutos, o hasta que esté delicada.
7.

8. Agrega la hamburguesa molida y la Dirección: del taco. Separe la carne con una cuchara de madera.

9. Sazone con sal y pimienta.

10. Cocine durante unos 6 minutos, o hasta que la carne no esté, en este punto rosada.

11. Retirar del fuego y canalizar la grasa.

12. Llene cada aguacate con carne.

13. Agregue el aguacate cortado, el queso cheddar, la lechuga, el tomate y la crema fuerte sobre la carne.

Torta De Abobrinha Com Sêmola

Ingredientes:

- 4 onças de manteiga;
- 4 onças sêmola
- 2 libras de abobrinha;
- 2 quilo de queijo;
- 6 ovos;

Dirección:

1. Lave a abobrinha e corte-a em pedaços

2. Coloque a abobrinha em uma tigela e adicione um pouco de sal

3. Misture a sêmola, o queijo e os ovos em uma tigela e, em seguida, adicione a abobrinha

4. Coloque um pouco de manteiga em uma panela e deixe derreter.

5. Asse a mistura por cerca de 45 a 50 minutos, uma vez feito, é isso!

Zoodles De Sésamo Picantes

- lima
- sal marina al gusto
- taza de repollo rojo rallado
- puñado de cilantro fresco, hojas y tallos picados
- 4 cebolletas picadas
- ½ de taza de almendras en rodajas
- zoodles
- ½ de taza de mantequilla de almendras cremosa
- 4 cucharada de salsa de soja
- 4 cucharada de aceite de sésamo
- cucharadita de hojuelas de chile pimiento rojo

Dirección:

1. jugo de la lima en un tazón profundo.
2. agregue la mantequilla de almendras, la salsa de soja, el aceite de sésamo y las escamas de chile al tazón.

3. sazonar con sal.
4. batir hasta que esté bien mezclado.
5. añadir el repollo, cilantro, cebolletas, almendras y zoodles al tazón. retorzca para cubrir.
6. servir inmediatamente, o relajarse antes de servir.

Ensalada De Coliflor

ingredientes

- 2 coliflor de cabeza enorme, cortada en floretes
- 6 cortes de tocino
- 1 taza de crema agria
- ½ taza de mayonesa
- 4 cucharada. jugo de limon
- 1 cucharadita. polvo de ajo
- sal kosher
- Pimienta oscura recién molida
- 7 taza de queso cheddar destruido
- ½ taza de cebollino finamente cortado

Dirección:

1. Hierva alrededor de ½ de pulgada de agua en una sartén grande.
2. Agregue la coliflor y cubra la sartén. Deje que la coliflor se cocine al vapor durante unos 5 to 10 minutos o hasta que esté delicada.
3. Escurre y deja enfriar la coliflor mientras haces diferentes fijaciones.
4. Cocine el tocino hasta que esté fresco en una sartén a fuego medio. Esto será alrededor de 5 a 10 minutos por cada lado.
5. Transfiera el tocino a un plato forrado con papel toalla.
6. Canaliza y corta el tocino.
7. Batir la nata, la mayonesa, el jugo de fresco limón y el ajo en polvo en un tazón enorme.
8. Agregue la coliflor al tazón y mezcle despacio.
9. Sazone con sal y pimienta.

10. Incorpore el tocino, el queso cheddar y las cebolletas.
11. Puede servirlo tibio o a temperatura ambiente.

Ceto Frango Provençale

Ingredientes

para servir
- 8 oz. alface
- 2 xícara de maionese
- e um quarto de limão, as raspas
- 2 colher de sopa de pó de páprica
- sal e pimenta
- 2 lbs coxas de frango
- 8 oz. fresco tomates
- 2 e meio oz. azeitonas pretas, pitted
- e um quarto de xícara de azeite
- 6 dentes de alho, fatiados
- sal e pimenta
- 2 colher de sopa de orégano seco

Dirección:

1. pré-aqueça o forno a 450 graus fahrenheit.
2. coloque o lado da pele do frango em uma assadeira à prova de forno.
3. adicione alho, azeitonas e fresco tomates em cima e ao redor da carne.
4. regue com uma quantidade generosa de azeite.
5. polvilhe com orégano e tempere com sal e pimenta.
6. Coloque no forno e asse até que o frango esteja completamente cozido.
7. deve levar cerca de 40 a 45 minutos, dependendo do tamanho das peças. se você se sentir inseguro, verifique a temperatura interna com um termômetro de carne.
8. o frango é cozido quando a temperatura atinge 300 graus fahrenheit.

9. sirva com salada e maionese aromatizada com raspas de limão e páprica ou um pimentão leve e um pouco de sal e pimenta.

Sopa De Col Cetogénica

Ingredientes

- cebolla
- ajo
- sal
- pimienta negra
- caldo de huesos, preferiblemente de ternera
- tomillo
- pimentón
- orégano • aceite de oliva
- repollo
- Carne molida
- Tomates

Dirección:

1. Caliente el aceite de oliva en una olla grande.

2. Agregue la cebolla picada y cocine durante 5-10   minutos, revolviendo con frecuencia.

3. Agregue ajo, carne molida, sal y pimienta.

4. Cocine a fuego medio-alto, separando la carne con una espátula de madera, hasta que se desmorone durante 5-10 minutos.

5. Agregue fresco tomates enlatados, repollo,   laurel,   tomillo,   orégano, pimentón   y   caldo.

6. Cocine a fuego lento durante 35 a 40 minutos, hasta que el repollo esté

cocido y tierno.

7. Sazone con más sal y pimienta negra.

Pollo Enrollado Con Tocino

Ingredientes:

4 taza de queso crema
1 taza de requesón
Sal y pimienta para probar
25 rebanadas de tocino
4 libras. pechuga de pollo
deshuesada y sin piel
4 tazas de espinacas picadas
4 taza de champiñones en rodajas

Dirección:

1. Precalentar el horno a 300grados.

2. Combina las espinacas, champiñones, queso crema y requesón en un tazón.

3. Sazona la mezcla son sal y pimienta.

4. Use un mazo para aplanar las piezas de pollo a un grosor de 1 pulgada.

5. Use un cuchillo afilado para cortar bolsillos en un extremo.
6. Coloca la mezcla en los bolsillos.

7. Envuelva dos rebanadas de tocino alrededor de cada trozo de pollo.

8. Dorar el pollo envuelto en una sartén 10 minutos por cada lado.
9. Coloque los trozos de pollo en una fuente para horno.
10. Hornee el pollo por 50 minutos.
11. El tocino debe quedar crujiente y el pollo bien hecho.

Helado De Café Keto

Ingredientes

4   tazas   de   crema   batida   espesa
4   yemas   de   huevo
4   cucharaditas   de   gelatina
½ taza de gránulos de café /instantáneo
2 cucharada de extracto puro de vainilla
7   cucharadita   de   canela   molida
½   cucharadita   de   sal   marina
2 taza de edulcorante sin azúcar al gusto

Dirección:

1. Coloque el tazón de su máquina para hacer helados en el congelador y congele durante la noche.
2. Agrega todos los ingredientes a una cacerola   mediana   y   bate   bien.

4 .Coloca la cacerola sobre la estufa y calienta a fuego medio.

3. Cocine, batiendo constantemente hasta que la mezcla comience a hervir, pero no llegue a hervir por completo.

4. Retire del fuego y deje que la mezcla se enfríe antes de transferirla a un recipiente sellable.

5. Refrigere por lo menos 2-2 ½ horas o hasta que esté completamente frío.

6. Remueve bien la base de helado (¡¡quedará espesa !!) y viértela en tu heladera.

7. Encienda la máquina para hacer helados y bata hasta que esté muy espesa y cremosa.

8. Sirva inmediatamente para obtener una consistencia suave o de helado, transfiéralo a un recipiente con cierre hermético y congele durante al menos 2 horas

9. Deje que el helado se descongele 25 a 30 minutos antes de servirlo.